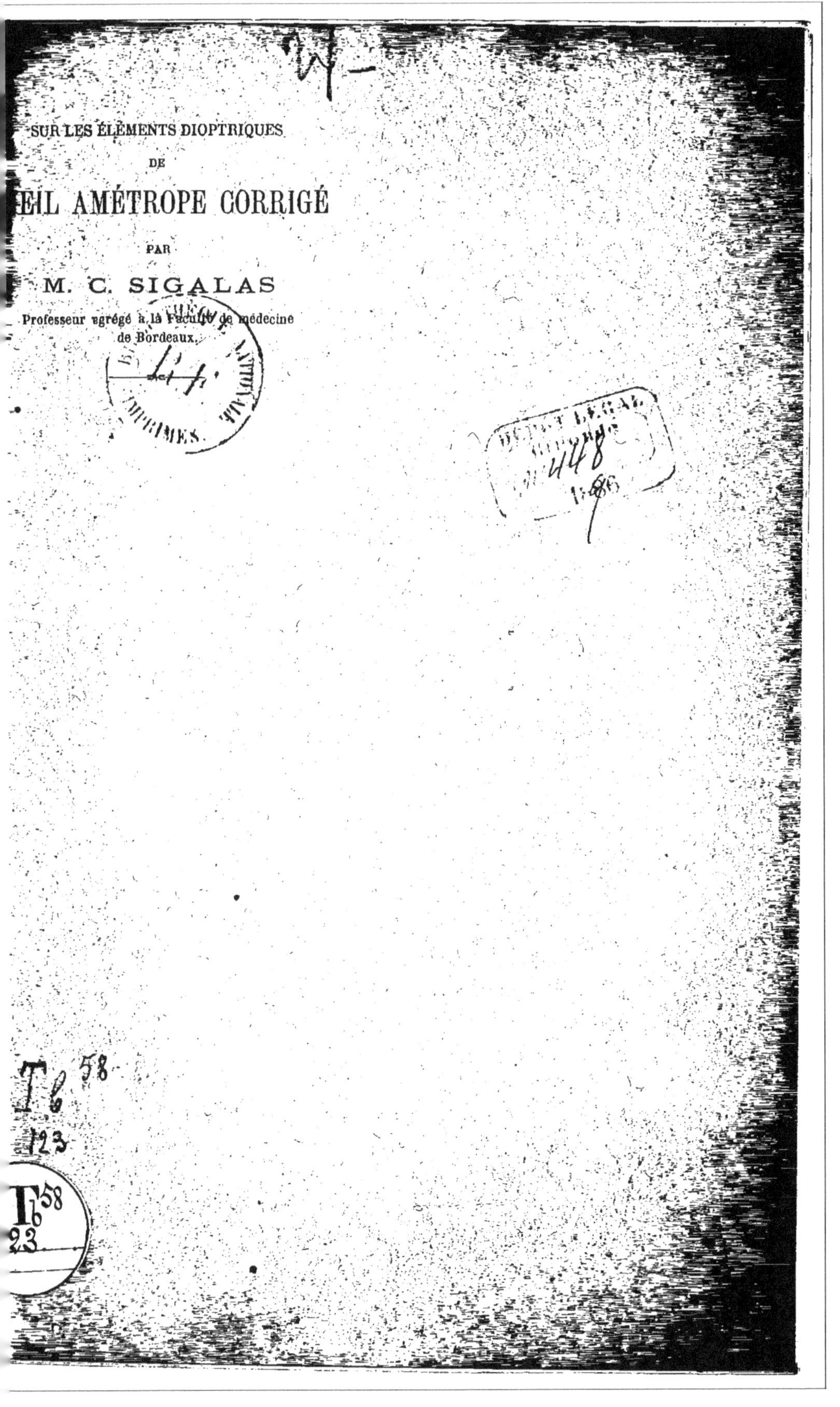

SUR LES ÉLÉMENTS DIOPTRIQUES

DE

L'ŒIL AMÉTROPE CORRIGÉ

PAR

M. C. SIGALAS

Professeur agrégé à la Faculté de médecine
de Bordeaux.

SUR LES

ÉLÉMENTS DIOPTRIQUES

DE

L'OEIL AMÉTROPE CORRIGÉ

———

Démonstration de l'égalité des images rétiniennes
dans l'emmétropie
et dans les amétropies axiles corrigées.

———

Par le Dr C. SIGALAS

Professeur agrégé à la Faculté de médecine de Bordeaux.

Dans une communication faite à la Société d'Ophtalmologie dans la séance du 21 mai 1895 (¹), nous avons montré, par des considérations géométriques simples, que *l'addition à l'œil amétrope de la lentille sphérique correctrice placée au foyer principal antérieur, n'en modifie pas la puissance puisqu'elle a pour effet de porter simultanément, en avant pour l'œil hypermétrope, en arrière pour l'œil myope, le foyer postérieur et le point principal correspondant d'une même quantité égale à autant de fois 0,3 millimètres qu'il y a de dioptries d'amétropie.*

(¹) C. Sigalas, *Sur la puissance de l'œil amétrope. — Influence du verre correcteur. — Degré d'amétropie.* Bordeaux, Feret et Fils, éditeurs, 1895.

Il reste, pour connaître entièrement les éléments cardinaux du système optique équivalent à l'œil amétrope corrigé, à déterminer la position du foyer et du point principal antérieurs et celle des deux points nodaux. La méthode géométrique que nous avons déjà suivie permet d'arriver aisément à ce résultat. Nous étudierons successivement : 1° l'œil myope ; 2° l'œil hypermétrope.

Myopie. — Soit en H le plan principal du dioptre-œil dont le centre est C, f' le foyer postérieur, f le foyer antérieur, R la rétine (*fig. 1*). Nous savons déjà que

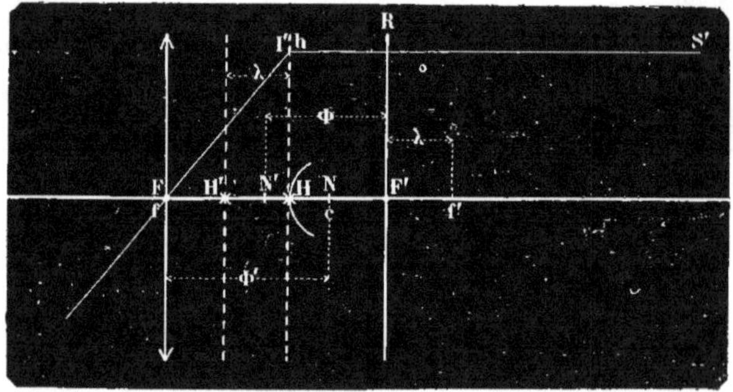

l'ensemble de l'œil et de la lentille correctrice placée en f constitue un système optique dont le point principal postérieur est en H' et le point focal postérieur en F', tels que $HH' = f'F' = \lambda$. Construisons les autres points cardinaux du système.

POINT PRINCIPAL. — Le faisceau incident S'I', parallèle à l'axe, se réfracte suivant I'f — la rencontre de l'incident parallèle à l'axe et de son réfracté se fait donc en h qui se confond avec I', le plan principal mené par h perpendiculairement à l'axe se confond avec le plan principal du dioptre. H est donc le premier point principal cherché.

Premier point focal. — L'examen du même réfracté, coupant l'axe en f, montre aussi que le premier foyer F du système coïncide avec le foyer antérieur du dioptre.

Points nodaux. — On sait ([1]) que les points nodaux N et N' seront obtenus en prenant sur l'axe, à partir de F, et vers la droite, une longueur FN égale à la distance focale postérieure Φ', et à partir de F' et vers la gauche une longueur F'N' égale à la distance focale antérieure Φ.

Φ' étant égal à $\Phi + R$ (en désignant par R le rayon de courbure du dioptre), on voit que *le premier point nodal coïncide avec le centre de courbure du dioptre.*

D'autre part :

$$NN' = HN' - HN = HN' - R ;$$

mais

$$HN' = HH' + H'F' - N'F'$$
$$= \lambda + \Phi' - \Phi.$$

Donc

$$NN' = \lambda + \Phi' - \Phi - R = \lambda + \Phi' - (\Phi + R)$$
$$NN' = \lambda.$$

Par conséquent, *le deuxième point nodal du système est en arrière à une distance du premier égale à la quantité λ, c'est-à-dire à autant de fois 0,3 millimètres qu'il y a de dioptries d'amétropie,* et on a finalement :

$$NN' = HH' = f'F' = \lambda.$$

Hypermétropie. — On voit tout de suite (incident S'I' parallèle à l'axe et réfracté I'f) qu'ici aussi le système œil + lentille correctrice a son premier plan

([1]) Gariel, *Études d'optique géométrique.*

principal H et son premier plan focal F en coïncidence,
le premier avec le plan principal H du dioptre, le second
avec le plan antérieur *f* (*fig. 2*).

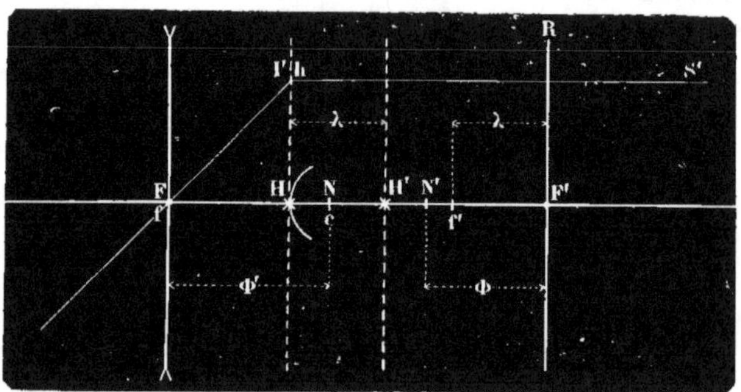

Les points nodaux N et N′ sont obtenus en prenant
une longueur FN = Φ' et, en sens opposé, une longueur F′N′ = Φ.

Dans ce cas encore, Φ' étant égal à $\Phi + R$, N coïncide avec C.

De plus, on a :

$$NN' = N'F' - NF'$$

mais,

$$N'F' = \Phi \ \text{(par construction)}$$

et

$$NF' = Hf' - HN - F'f' = \Phi' - R - \lambda = \Phi - \lambda.$$

Donc

$$NN' = \Phi - (\Phi - \lambda) = \Phi - \Phi + \lambda$$
$$NN' = \lambda.$$

Par conséquent, *le deuxième point nodal du système est
à une distance en avant du premier égale à la quantité* λ,

c'est-à-dire à autant de fois 0,3 millimètres du centre qu'il y a de dioptries d'amétropie.

$$N N' = H H' = f' F' = \lambda.$$

On peut donc dire, en résumant tout ce qui a trait à la position des points cardinaux, que le système optique équivalent à l'œil amétrope muni du verre correcteur placé à son foyer a son premier point principal, son premier point nodal et son premier point focal respectivement en coïncidence avec le point principal ou centre de figure, le centre de courbure et le foyer antérieur du dioptre-œil.

Le second point principal, le second point nodal et le second point focal sont tous les trois respectivement à une même distance des premiers, c'est-à-dire à autant de fois 0,3 millimètres qu'il y a de dioptries d'amétropie, en avant de ces points dans l'hypermétropie, en arrière dans la myopie.

Applications. — La connaissance des points cardinaux du système centré constitué par l'œil et sa lentille correctrice peut être utilisée dans divers problèmes d'ophtalmologie pratique relatifs aux yeux amétropes corrigés. Elle introduit dans les calculs une simplification analogue à celle que l'on obtient en substituant *l'œil réduit* au système dioptrique oculaire lorsqu'il s'agit de l'œil emmétrope ou amétrope non corrigé.

Pour n'en donner qu'un exemple, nous allons l'employer à montrer l'égalité des images rétiniennes fournies par un même objet dans l'œil emmétrope et dans l'œil amétrope axile muni du verre exactement correcteur placé à son foyer principal antérieur, question qui a été maintes fois traitée et qui a reçu différentes solutions *(fig. 3)*.

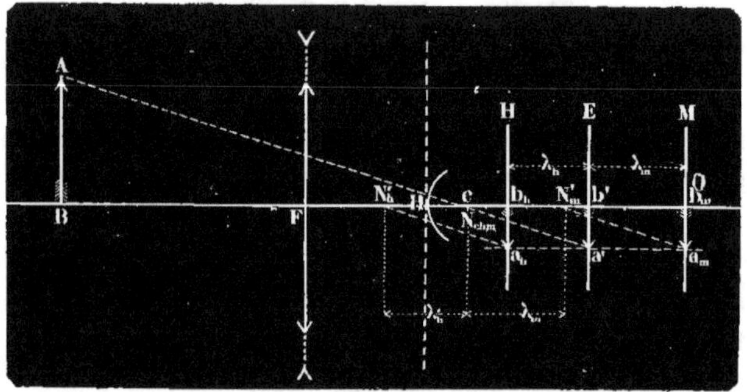

Soient H le plan principal du dioptre-œil. C son centre de courbure, F le foyer principal antérieur avec lequel est en coïncidence le centre optique de la lentille positive ou négative correctrice.

Soit E la rétine de l'œil emmétrope. Le plan rétinien sera en avant de E dans le cas d'hypermétropie, en H par exemple; en arrière de E dans le cas de myopie, en M. Désignons par λ_h et par λ_m les distances respectives de ces plans au plan rétinien de l'œil emmétrope. On a :

$$\lambda_h = 0,3 \text{ millimètres} \times N$$
$$\lambda_m = 0,3 \text{ millimètres} \times N'$$

N désignant le degré d'hypermétropie, N' le degré de myopie.

Nous savons que, dans les deux cas, le premier point nodal est en coïncidence avec le centre C et que, dans le cas de l'œil hypermétrope, le second point nodal est situé en avant de C à une distance $N_h C = \lambda_h$; dans le cas de l'œil myope, le second point nodal N'_m se trouve en arrière de C à une distance $CN'_m = \lambda_m$.

Cela nous suffit pour résoudre la question posée. En effet, l'image rétinienne fournie par l'objet AB dans l'œil emmétrope sera $a'\,b'$, obtenue en menant simplement l'axe secondaire ACa', et, d'autre part, étant donnée la coïncidence avec ce point C du premier point nodal, aussi bien pour l'œil hypermétrope que pour l'œil myope, il suffira de mener par le second point nodal N'_h la *droite de direction* $N'_h\,a_h$ parallèle à ACa' pour avoir en $a_h b_h$ l'image rétinienne dans l'œil hypermétrope, et par N'_m la droite de direction $N'_m a_m$ parallèle à ACa' pour obtenir en $a_m b_m$ l'image rétinienne de l'œil myope.

On voit immédiatement que les trois triangles $N'_h b_h a_h$, $C b'a'$, $N'_m b_m a_m$ sont égaux, les angles en N'_h, en C et en N'_m étant égaux par construction, ainsi que les côtés adjacents : $N'_h b_h = Cb' = N'_m b_m$.

On a, en effet :

$$N'_h b_h = \lambda_h + Cb_h$$
$$Cb' = \lambda_h + Cb_h,$$

et aussi :

$$Cb' = \lambda_m + N'_m b',$$

et

$$N'_m b_m = \lambda_m + N'_m b'.$$

Les images rétiniennes $a'b'$, $a_h b_h$ et $a_m b_m$ sont donc égales dans l'œil emmétrope et dans les yeux myope et hypermétrope munis du verre correcteur placé au foyer principal antérieur.

Bordeaux. — Imp. G. Gounouilhou, rue Guiraude, 11.

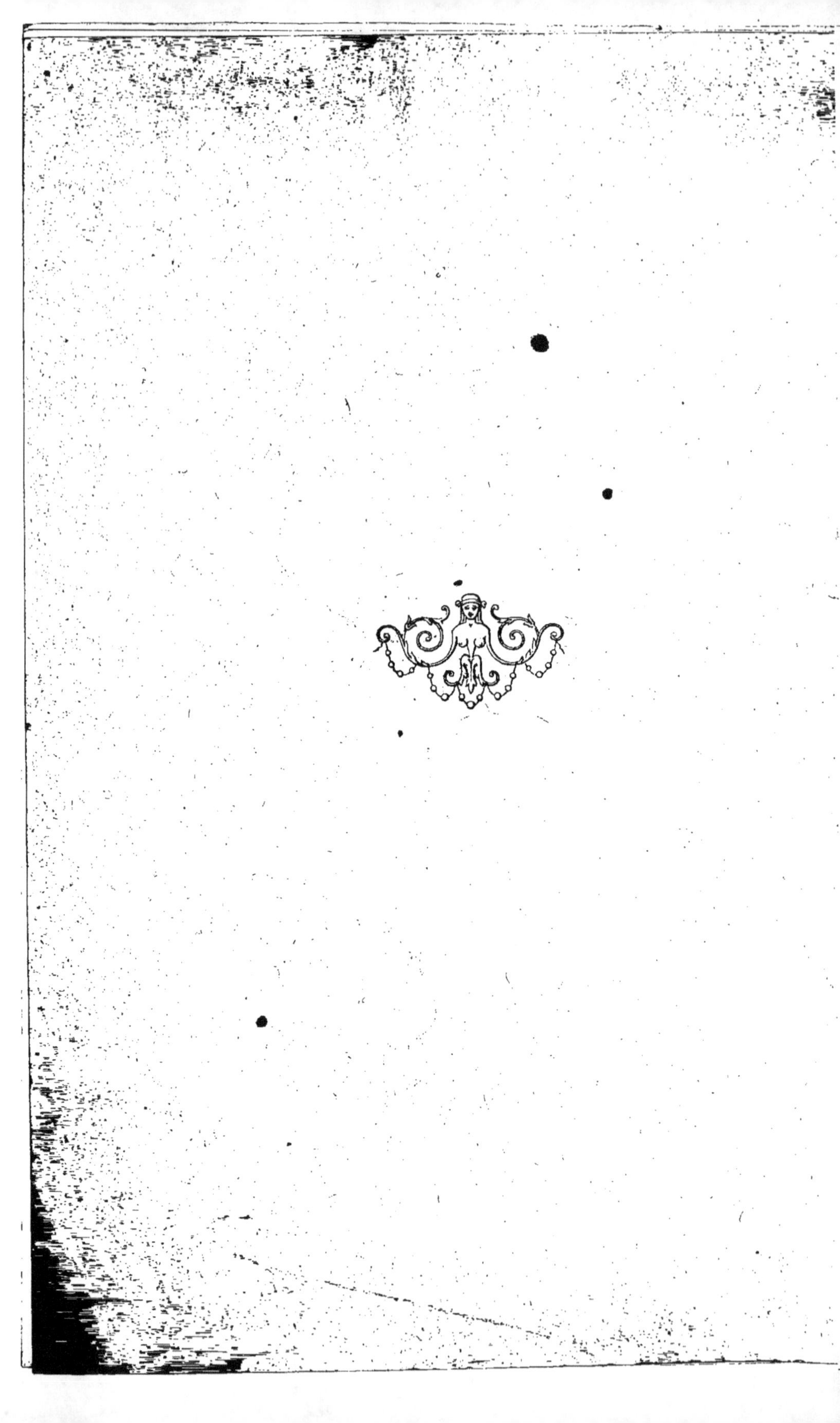